G. Maingot

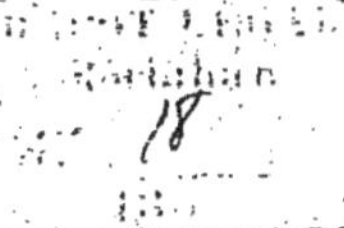

LA PHRÉNOSCOPIE

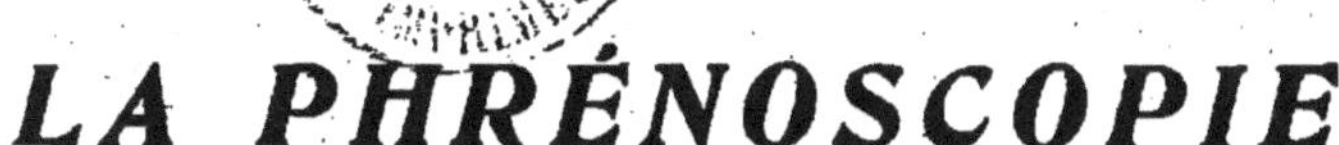

CONFERENCE FAITE A L'INSTITUT GENERAL PSYCHOLOGIQUE

Le 15 Novembre 1920

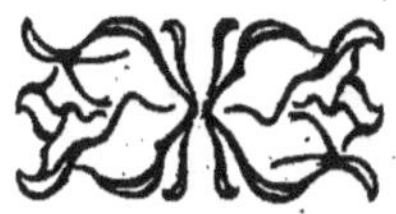

A PARIS

AU SIÈGE DE LA SOCIÉTÉ

143, Boulevard Saint-Michel

1921

G. Maingot

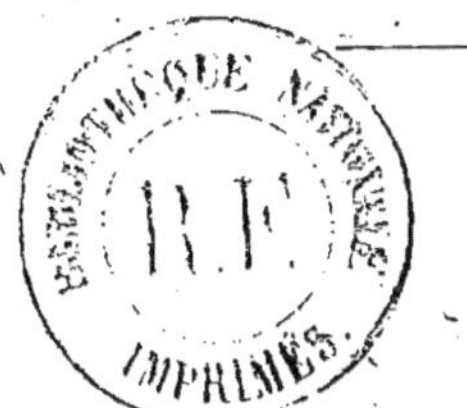

LA PHRÉNOSCOPIE

CONFÉRENCE FAITE A L'INSTITUT GÉNÉRAL PSYCHOLOGIQUE

Le 15 Novembre 1920

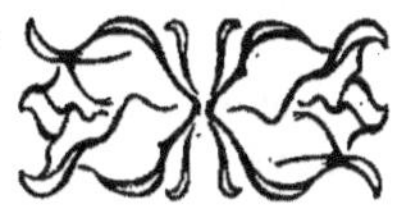

A PARIS

AU SIÈGE DE LA SOCIÉTÉ

143, Boulevard Saint-Michel

1921

CONFÉRENCE

La Phrénoscopie [1]

Étude du caractère d'après l'acte respiratoire

PAR

G. Maingot

Phrénoscopie, du grec φρήν diaphragme, et σκοπέω je regarde, signifie, étymologiquement parlant, examen du diaphragme.

Oui, Messieurs, la phrénoscopie est la contemplation du diaphragme qui respire dans la poitrine de l'homme vivant. C'est une méthode radioscopique !

A côté des immenses services qu'ils ont déjà rendus à la médecine, les rayons X laissent encore grand ouvert le champ des espérances. Nous allons aujourd'hui nous engager dans une voie nouvelle, celle des applications du radiodiagnostic à la psychologie.

Où s'arrête, en effet, l'analyse de l'individu aux rayons X ? Jusqu'où peut conduire l'inspection de ces images fantasmagoriques qui mettent, pour ainsi dire, sous les yeux les organes internes ? A quelles notions peut s'élever l'esprit humain en voyant le jeu, les attitudes des parties les plus cachées jusque là. Cette physionomie interne, que ne modifie aucun artifice de vivisection, n'aurait-elle pas, au point de vue de l'étude du caractère, une expression, une valeur interprétative analogue à celle du visage ? Le geste interne ne serait-il pas capable de donner autant de renseignements psychologiques que les gestes et les attitudes à l'aide desquels les hommes se manifestent à l'extérieur ?

A l'écran radioscopique, de tous les gestes internes accomplis par un muscle analogue à ceux des membres et du visage, aucun n'est aussi net et aussi impressionnant que celui du diaphragme.

---

(1) Extrait du *Bulletin de l'Institut Général Psychologique*, 20ᵉ année, 1920, nᵒˢ 4-6.

Après avoir décrit et défini le diaphragme, nous discuterons la valeur psychologique de la forme et du mouvement phréniques. Ces deux premières parties sont la base solide sur laquelle nous nous appuierons pour montrer comment interpréter le caractère d'après l'aspect du diaphragme et pour poser les lois de la phrénoscopie. Les limites et la portée de la phrénoscopie constituent la dernière partie de cette conférence.

I

La phrénoscopie se pratique dans l'obscurité du laboratoire. Les observateurs se groupent tout près de l'écran radioscopique. A quelque distance, un demi-mètre environ derrière l'écran, se trouve l'ampoule productrice des rayons X.

Vous savez, Messieurs, ce que sont les rayons X ? Les rayons X ou rayons de Roëntgen sont une forme de l'énergie radiante comme l'infra rouge, l'ultra violet, la lumière, comme la chaleur, comme les ondes hertziennes. Considérez-les comme une sorte de lumière merveilleuse que l'œil humain ne peut pas voir, mais qui sur les substances fluorescentes se transforme en lumière visible. Sous l'influence des rayons X, les substances fluorescentes prennent une belle luminosité, dont la couleur dépend de la nature de l'écran, et l'intensité ou vivacité de l'intensité du flux des rayons incidents.

L'écran radioscopique est fait d'une feuille de carton sur laquelle est collée une mince couche de substance fluorescente, par exemple, de platino-cyanure de baryum. Il nous faut, pour la phrénoscopie, un écran de 1000 à 2000 cm².

Le sujet en expérience prend place entre la source des rayons X et l'écran radioscopique. Source et écran sont à la hauteur du thorax, seule partie à laquelle nous nous intéressons en ce moment. Ainsi placé, le thorax est traversé par les rayons X qu'il intercepte plus ou moins pendant la trajectoire de l'ampoule à l'écran.

Les poumons, constitués par une sorte d'éponge aux minces logettes remplies d'air, ne retiennent au passage qu'une très faible partie des rayons X ; ils sont, en vérité, formés de très peu de matière et différent en cela du cœur, du foie, de la masse abdominale. Le cœur, le foie, la masse abdominale sont denses, gorgés de liquides, leur transparence aux rayons X est faible par rapport à la transparence du poumon.

La grande différence d'opacité aux rayons **X** du poumon et du contenu abdominal a pour conséquence la formation d'une démarcation très nette entre le thorax qui est clair et l'abdomen, qui est foncé sur l'image radioscopique. Voyez sur cette projection quelle frontière indiscutable entre le thorax et l'abdomen. La séparation des deux régions suit une coupole dont le sommet porte le cœur. Cette coupole est formée par le contenu abdominal inséparablement coiffé du diaphragme ; ce dôme est vraiment l'image du diaphragme. C'est lui qui va retenir notre attention pendant toute cette conférence.

En reposant à peu près sur le milieu du diaphragme, le cœur sépare celui-ci en deux parties, l'une droite et l'autre gauche. Chacune de ces parties a une individualité si marquée que nous parlerons tantôt de l'une, tantôt de l'autre, en les appelant le diaphragme droit et le diaphragme gauche.

Pardonnez-moi d'entrer dans des détails anatomiques, mais nous ne pouvons pas parler de phrénoscopie sans décrire les diaphragmes, au moins très sommairement. A quelque distance du thorax les diaphragmes s'infléchissent, ils se noient dans la paroi externe du thorax en formant avec celle-ci un angle très aigu qui porte le nom de sinus costo-diaphragmatique. Le diaphragme droit, est, en règle générale, un peu plus haut placé que le diaphragme gauche. Presque toujours, sous le milieu du diaphragme gauche, transparaît une plage claire à limite inférieure nette et horizontale, à limite supérieure annulaire et formée par le diaphragme lui-même. Ne vous étonnez pas de cette transparence abdominale que jusqu'ici je ne vous ai pas laissé prévoir : l'estomac est coiffé par le diaphragme, et, si nous nous nourrissons surtout de liquides et de solides, nous ne nous abstenons généralement pas d'absorber de grandes quantités d'air. L'air s'accumule en haut de l'estomac, sous le diaphragme, et, comme l'air doit à sa faible densité d'être beaucoup plus transparent aux rayons X que les liquides abdominaux, l'air projette sous le diaphragme gauche une plage claire que vous connaissez maintenant.

Les anatomistes ne se contentant pas de décrire les images radiologiques, la dissection est leur principal moyen d'étude ; il leur faut prendre en mains, retourner en tous sens, couper, examiner au microscope tout ce qui retient leur attention. Le diaphragme, bien entendu, n'a point échappé à leurs patientes et savantes recherches ; ils ont écrit sur lui des pages et des pages dont la lecture vous indisposérait certainement contre la phrénoscopie. De tant de recherches retenons que le diaphragme est constitué par des muscles et par une sorte de toile blanchâtre fibreuse très résistante : cette toile ne se trouve pas seulement dans le diaphragme, c'est du tissu aponévrotique. Les aponévroses, ou toiles aponévrotiques, servent à entourer les muscles, à cloisonner les membres, à transmettre et répartir les efforts.

Les muscles du diaphragme occupent la périphérie phrénique ; le centre phrénique est aponévrotique.

Les muscles du diaphragme se répartissent en faisceaux. Le bout excentrique des faisceaux musculaires s'attache à la base du thorax sur les côtes, sur la colonne vertébrale ; le bout central se noie dans le centre aponévrotique.

Au microscope, point de différence entre les muscles du diaphragme et ceux des biceps.

Les muscles sont les moteurs de notre corps. Ce sont des machines qui fonctionnent un peu comme les moteurs à combustion de l'industrie ; ils brûlent un combustible spécial, une sorte d'amidon, du glycogène, et font du mouvement. Mais les muscles sont de deux espèces : les uns, utilisés pour remplir les fonctions digestives ou la régulation du cours du sang sont, par les anatomistes, appelés muscles lisses, et présentent la grosse particularité d'échapper complètement à l'influence de la volonté. Le diaphragme n'est pas de ceux-là. En tout semblable aux muscles des membres ou de la figure, il est sous la dépendance absolue de la volonté. C'est, disent les biologistes, un muscle strié. A notre gré, le diaphragme se contracte plus ou moins vite, plus ou moins fréquemment, plus ou moins profondément. Nous jouons du diaphragme comme nous jouons du biceps, et si, dans la vie de chaque instant, nous semblons oublier de commander le mouvement de notre diaphragme, c'est qu'à la longue le jeu en est devenu automatique, comme celui des jambes, qui marchent, ou qui pédalent sur une bicyclette, comme celui du buveur qui porte le verre aux lèvres et fait passer le liquide de la bouche dans l'œsophage, comme celui de l'écrivain qui se sert du porte-plume, ou comme celui de la bonne dactylographe qui tape sur un clavier sans se rendre consciemment compte du geste exécuté.

A la naissance, la volonté instinctive a commandé les premiers mouvements phréniques ; puis, l'habitude prise, le mouvement devient inconscient et machinal.

Les physiologistes ne font pas de moins savantes et de moins belles études que les anatomistes. Ils en savent long sur le rôle du diaphragme. Qu'il nous suffise d'être persuadés que le diaphragme est, par excellence, le muscle de la respiration. Il peut, en se contractant, agrandir tous les diamètres du thorax et faire un très puissant appel d'air dans la poitrine. A la contraction, le diaphragme s'abaisse et accroît la hauteur du thorax, il tire sur les côtes et les écarte ; ce faisant, il augmente le diamètre transversal et le diamètre antéro-postérieur du thorax.

Les muscles se contractent pour dilater le thorax et faire l'inspiration. *L'inspiration est active, c'est un travail.* L'expiration commence quand finit la contraction musculaire ; *l'expiration est passive, c'est un repos musculaire.*

En vérité, au seul diaphragme n'incombe pas toute la tâche respiratoire. La nature a prévu des suppléants, mais ce sont des suppléants bien imparfaits. Citons les muscles intercostaux et surcostaux ; ils ne sont pas à la bonne place pour travailler ; le diaphragme occupe, tout seul, le grand centre d'activité.

Il y a des gens dont la respiration s'effectue uniquement par le jeu du diaphragme ; chez d'autres les côtes seules entrent en jeu : ces gens là font mon désespoir car la phrénoscopie n'est pas possible avec eux. Il y a des types intermédiaires, dont la respiration est partie costale, partie phrénique.

Les meilleures respirations, celles qui avec le minimum d'effort ont le maximum de rendement, sont celles qui s'effectuent surtout à l'aide du diaphragme. Les gens habiles respirent du diaphragme ; qui ne se sert pas du diaphragme pour respirer est un riche qui vit chichement, sans utiliser son capital !

Suivant le centre de répartition du mouvement, les biologistes distinguent trois types principaux de respiration : le type costal supérieur, dans lequel la partie supérieure du thorax est presque seule à se dilater et à se rétrécir, c'est un type respiratoire rare chez l'homme, normal chez la femme ; le type costal inférieur, dans lequel c'est grâce au déplacement des 6 ou 7 dernières côtes que se fait la ventilation pulmonaire ; enfin, le type phrénique ou diaphragmatique, type idéal pour qui l'emploie, et pour nous qui l'exploitons, puisqu'il assure tout ensemble le maximum de respiration avec le minimum d'effort et le maximum de suggestion pour l'interprétation phrénoscopique.

Ainsi, devant l'image radioscopique du thorax, nous nous trouvons en présence d'un centre d'une extrême activité. Le cœur se contracte sans cesse rythmiquement pour assurer la fonction circulatoire. Le cœur vit sa vie de nutrition, mais il vit aussi sa vie psychologique ; les battements s'accélèrent et se précipitent dans l'émotion dont ils sont parfois la seule expression. L'image du cœur est coiffée par celle des gros vaisseaux ; l'artère initiale, l'aorte qui distribue le sang à tout l'organisme, participe, elle aussi, à l'expression du sentiment ; quand l'émotion est vive, elle bat comme le cœur et subit une expansion bien nette à chaque contraction cardiaque.

Le cœur assure la fonction circulatoire ; le diaphragme assure la fonction respiratoire, il s'abaisse à l'inspiration, élargit les sinus costo-diaphragmatiques, déforme le thorax, allonge le cœur qui repose sur lui. La contraction phrénique terminée, le diaphragme remonte, les côtes retombent, le thorax prend la forme du repos.

Et bien, Messieurs, prenez tous les hommes qui ont respiré, qui respirent ou qui respireront, groupez-les dans les trois catégories costale supérieure, costale inférieure, diaphragmatique ; faites, si vous le voulez, des sous-catégories. Mais cherchez, cherchez deux êtres dont la forme du thorax et le mouvement diaphragmatique soient absolument semblables, cherchez-les comme vous chercheriez deux visages identiques dont l'expression, la mimique seraient les mêmes. Toute l'humanité passe devant vous et votre volonté de trouver n'est pas satisfaite. La physionomie du thorax et tous les détails du mouvement respiratoire définissent l'individu, et j'ose affirmer que deux thorax identiques dans leur forme et dans leur mouvement appartiendraient à deux êtres identiques dans le temps, dans l'espace, dans leurs caractères physiques et moraux.

II

Elle est suffisante pour nous l'étude anatomique et physiologique du diaphragme. L'exposé sommaire qui vient d'être fait était indispensable avant d'aborder le vif du sujet : la question de la valeur psychologique et gnomonique de la forme du thorax et du mouvement phrénique.

Vous savez maintenant que le mouvement respiratoire est comparable au mouvement effectué par un membre en vue d'un acte déterminé. L'ajusteur qui lime, le menuisier qui rabote ou, simplement, le cycliste qui pédale, commandent les uns et les autres, plus ou moins consciemment, à des muscles striés et coordonnent les actions pour que le but à atteindre soit le mieux possible obtenu. Les muscles de la respiration sont des muscles striés soumis à l'influence de la volonté ; le but est la ventilation du poumon pour la nutrition de l'organisme. Essentiellement l'acte est le même que celui de l'ouvrier ou du cycliste. Or, il y a de bons et de mauvais menuisiers, de bons et de mauvais cyclistes. Malgré les leçons de l'apprentissage, cet ouvrier lime mal, il lime rond ; il ne lance pas convenablement son outil, il fait effort à contre-temps, il se fatigue trop vite et n'a qu'un rendement médiocre ; tout à l'heure, en l'apercevant à l'étau, son nouveau patron l'a jugé mauvais ouvrier et impropre à toute besogne de précision et de grand rendement. Cependant, depuis plus d'une heure cet ouvrier médiocre travaille sans relâche, avec précipitation ; voyez comme il a le désir de faire bien et de produire abondamment. Au fond, c'est un maladroit, mais c'est un consciencieux. Regardez-le encore un peu plus longtemps, analysez ses gestes, ses hésitations ; voyez-le faire deux ou trois mouvements quand un seul suffirait ; c'est un homme brouillon, sans méthode. A l'œuvre on connaît l'artisan ; l'œuvre, c'est l'homme ; le style, c'est l'homme ! Buffon n'avait en vue qu'une œuvre particulière, mais généralisons son aphorisme à tous les actes, en entendant par style la façon de faire propre à chacun.

Faut-il, Messieurs, m'excuser de vous entretenir de lieux communs et de vous développer un vieil aphorisme de la sagesse des Nations « A l'œuvre on connaît l'artisan »?. Hélas les idées générales et les plus banales sont de celles qu'on néglige à tort et le jugement s'égare souvent faute de se rattacher à elles. Ces généralités sont des vérités sur lesquelles il me faut étayer la phrénoscopie.

La philosophie antique consacrait ces aphorismes en formules lapidaires. Souvenez-vous des maximes du Portique et rappelez-vous celle-ci :

« Ἡ φύσις ἐστι πηγὴ τῶν πραγμάτων πάντων ». — « Le caractère est la source d'où découlent toutes les actions ».

Puisque l'action découle du caractère, l'analyse des actions conduit à l'étude du caractère. Même idée chez les modernes. Ecoutez Schopenhauër : « Un botaniste sur une seule feuille reconnaît toute la plante. Cuvier, avec un seul os, reconstruit l'animal entier ; on peut de même, avec un seul acte caractéristique, obtenir la connaissance exacte du caractère d'un homme ».

Les actes caractéristiques sont innombrables. Certains d'entre eux ont fixé l'attention et donné naissance à des applications psychologiques désignées par le terme général de gnomonies. La moindre manifestation, si nous pouvions l'analyser assez finement, donnerait une multitude de renseignements sur les nuances de l'activité et de la sensibilité individuelles. La graphologie, ou science du caractère d'après l'écriture manuscrite, a fait largement la preuve de sa valeur. D'une manière analogue, la démarche reflète la décision ou l'hésitation, le courage ou la lâcheté, la présomption ou la timidité.

Dans le mode d'usure de la chaussure, on retrouve les particularités du pas ; beaucoup de renseignements tirés de l'observation même de la marche sont déductibles de l'aspect d'une chaussure usagée.

Voyez-vous, ce qui sert à l'homme est comme une glaise plastique sur laquelle les actions marquent leur empreinte ; pas un acte sans vestiges. Ces vestiges ne sont pas seulement extrinsèques au corps ; c'est un fait connu et utilisé par les médecins légistes que les professions et les habitudes sportives créent des déformations somatiques faciles à reconnaître. Les cordonniers ont des callosités typiques. Sous la peau des épaules des portefaix, se sont développés des appareils de glissement. Les doigts courts, trapus, aplatis, les plis serrés et profonds, l'épaisseur de la peau de la main appartiennent aux manouvriers. Les gens de cape, de plume et de pensée se transmettent de génération en génération des doigts effilés aux articulations distinguées.

Mon Maître vénéré, A. Béclère, à qui je parlais de la phrénoscopie, me montrait un jour, dans son cabinet, deux portraits différents d'un médecin (1) vivant sous Louis XIV, si j'ai bonne mémoire. Ce confrère de jadis devait être un bon médecin, car il était grand psychologue. C'était un physiognomoniste qui lisait sur le visage le caractère et les aptitudes individuelles. M. Béclère savait, par des renseignements historiques, qu'on appréciait fort à la Cour les services de ce physiognomoniste, qui était consulté par le roi lui-même pour le choix des ministres et des principaux intendants.

L'interprétation de la physionomie est notre fait à tous. Ins-

(1) Cuveau de la Chambre.

tinctivement nous regardons les nouveaux visages pour juger les inconnus ; mais la traduction des signes du visage est difficile, le tableau est complexe. Les conclusions sont basées sur des impressions souvent inexplicables, sur des comparaisons avec des hommes connus ; le désir de conclure favorablement ou défavorablement égare le jugement. L'étude nécessiterait du temps, de l'impertinence ; il faut aller vite et rester discret.

Que de causes d'erreur du côté de l'observateur, et ce ne sont pas les seules : le nouveau venu est homme, — « *Omnis homo mendax* », — il a mis de l'habileté à composer son visage ; il a pris le masque de l'assurance pour déguiser sa timidité. Au premier mot échangé le rouge lui monterait à la figure s'il ne parvenait à dompter ses réactions.

Le médecin du portrait était un grand artiste, lui qui pouvait discerner toutes les nuances et fouiller jusqu'aux profondeurs de la vérité. Son génie est rare comme le génie. La physiognomonie n'est pas à la portée de tous, et le proverbe : « Il ne faut pas se fier aux apparences », faux dans le principe, reste, pour la masse du monde, vrai dans l'application à la physiognomonie.

Pour nous autres, les gnomonies possibles sont celles dont l'acte est facile à analyser et aussi exempt que possible de causes d'erreur. Il faut que l'acte soit *sincère* et *spontané*.

Ni la graphologie, ni la physiognomonie, ni même l'étude de la marche ne répondent à cette condition. L'écriture, la marche sont choses apprises et corrigées ; je sais bien qu'un fin psychologue fait la part de ce qui est spontané et de ce qui est factice, mais pouvons-nous prétendre à ce haut degré d'habileté. L'acte caractéristique idéal doit échapper au contrôle du sujet en expérience et n'avoir point été enseigné. Voyons si la phrénoscopie répond à cet idéal.

C'est un de mes amis qui m'a donné l'idée de la phrénoscopie. Il y a cinq ou six ans, nous parlions, un soir, de toutes sortes de choses et de psychologie. Mon ami, médecin fort justement apprécié, remarquablement doué et d'une sensibilité morale exquise, laissa tomber dans la conversation qu'à la naissance d'un enfant les premières réactions du nouveau-né permettent de prévoir l'avenir de l'homme.

Les réactions du nouveau-né sont relativement simples ; elles sont spontanées, elles sont d'une expression frappante et d'interprétation facile. Je crois volontiers que l'enfant bien portant qui accueille particulièrement mal le premier contact avec le monde sera toujours un mécontent. La bonne humeur est le fait de certains caractères et l'une des plus sûres conditions du bonheur.

Les réactions du nouveau-né sont un acte caractéristique, au sens où l'entend Schopenhauër et où nous l'entendons nous-mêmes.

Le caractère est le plan sur lequel rebondit la balle des excitations ; suivant l'incidence, la forme et l'élasticité du plan, la direction et la vitesse de la balle sont différentes.

Les gestes du nouveau-né répondent à l'idéal de l'acte caractéristique par leur spontanéité et leur sincérité.

Même *spontanéité* et même *sincérité* du geste à la base de la phrénoscopie.

L'ordre était formel. La mort attendait pour punir les délinquants sur le champ ; à peine avions-nous quitté le sein maternel que la nature nous commandait de mettre en jeu la machine compliquée de l'appareil respiratoire. Respirer ou mourir ! Que se passa-t-il dans la sensibilité encore obtuse de notre corps ? Comment avons-nous senti le besoin impérieux de puiser tout de suite dans le grand océan de l'atmosphère ? Comment avons-nous trouvé le moyen de mettre en jeu les muscles inspirateurs ?

Pressés par le besoin, nous étions comparables à l'homme qui, tout à fait ignorant des travaux manuels, serait, révolver au poing, sommé de prendre la lime ou le rabot et d'exécuter une tâche de manouvrier.

Nous avons agi instinctivement, guidés par l'atavisme et l'harmonie des réactions physiologiques. Les muscles volontaires du thorax ont obéi à un ordre plus ou moins subconscient, mais émané de notre seul nous-même. Nous avons agi sans que personne puisse nous diriger. Quelle différence avec nos premiers pas. La plus attentive des mères ne pouvait rien nous apprendre. Excités par les contacts extérieurs, par le besoin d'air, nous étions, pour respirer, livrés à notre seul nous-même. Il n'y avait là que trois facteurs, l'excitation, sensiblement la même pour tous, les muscles respirateurs à mettre en jeu, et le guide, la φύσις du Portique ou « le caractère » de Schopenhauër.....

C'est assez montrer, Messieurs, combien l'acte respiratoire, au moins à la première minute de la vie, puisait dans la pureté du tréfonds de l'âme les directives de son accomplissement. Quelle spontanéité !

Tout de suite à l'écran radioscopique, où le mouvement respiratoire se voit si bien, nous pouvons faire des catégories d'enfants : les maladroits qui s'y prennent mal, les nonchalants qui espacent les mouvements et les esquissent seulement, les acharnés et les volontaires qui inspirent profondément, expirent vite, et sans délai recommencent de profondes respirations. Les étiquettes sont faciles à mettre et applicables à toute la vie. Qui pourrait, en effet, corriger un gaffeur, un paresseux, un avare, un gourmand? Qui calmerait les anxieux et les tempéraments actifs?

Les orientations changent avec les événements, mais le fond ne se modifie jamais. Point de différence de caractère entre Saul persécutant les Chrétiens et saint Paul prêchant la foi au péril de sa vie, entre Bernard libertin et saint Bernard ascète, le même tempérament excessif dans les deux cas; entre Madeleine débauchée et Madeleine pénitente, c'est la même nature passionnée, l'orientation seule a changé.

Il y a des gens dont la vie est pleine d'aventures et à qui n'arrivent point d'histoires comme aux autres. Il y a d'éternels malchanceux qui ne sont que d'éternels maladroits, et l'on rencontre quelques heureux dont le bonheur est l'expression d'une solide sagesse.

L'acte respiratoire est spontané et il le demeure. Ce qu'on a fait la première fois avec son diaphragme, on le répète toujours de la même manière, parce que c'est un acte spontané : « Chassez le naturel, il revient au galop. »

J'ai suivi des sujets soumis à des exercices respiratoires méthodiques ; les exercices peuvent augmenter l'amplitude du mouvement respiratoire, ils ne changent jamais le type et ne font pas disparaître les particularités sur lesquelles s'appuient les interprétations phrénoscopiques.

L'acte respiratoire est sincère : le sujet qui passe derrière l'écran radioscopique ne s'est point examiné lui-même aux rayons X pour modifier la physionomie de son thorax. Qu'il ralentisse ou qu'il accélère le rythme de son souffle, qu'il change momentanément l'intensité du mouvement, peu importe pour l'interprétation. D'ailleurs, une conversation appropriée suffit à distraire l'attention et à rendre au rythme sa physionomie habituelle. Bien plus, dans la conversation le diaphragme parle et participe à la mimique ; il s'arrête dans l'émotion, se contracte à petits coups brusques et inégaux dans le sourire. Une impression instantanée de tristesse provoque des inspirations profondes, suivies d'expirations rapides et écourtées. On voit le diaphragme réagir à tous les sentiments par lesquels on fait passer le sujet.

C'est une riche physionomie que la physionomie radioscopique de la base du thorax. La forme et le mouvement du thorax offrent une abondance de suggestions incomparables par leur facilité et la vérité des déductions. Le thorax est un centre vivant où se reflète toute l'activité des facultés, sans que ce reflet soit jamais terni par une attitude mensongère ou par un arrêt volontaire et prolongé des mouvements.

III

Soit, la démonstration suffit, la physionomie radioscopique du thorax est expressive et l'examen du diaphragme met en présence d'un acte caractéristique de grande valeur. Mais, comment interpréter le caractère d'après les mouvements du diaphragme ? La phrénoscopie est-elle l'apanage de quelques esprits doués d'une intuition particulière ou, comme les sciences exactes, au contraire, constitue-t-elle un ensemble de faits classables et régis par des lois ? Si la phrénoscopie repose surtout sur des données intuitives, c'est un art ; le nombre des initiés est limité, les résultats ne peuvent pas avoir la précision mathématique qui satisfait tous les esprits. Si l'interprétation de la phrénoscopie, au contraire, repose sur des lois bien établies, c'est une science ; l'initiation confère le pouvoir d'expérimenter et les renseignements tirés de l'expérience dépendent du degré de formation de l'observateur.

Le mouvement phrénique fournit sur le caractère des suggestions de même ordre que celles de tous les autres gestes. Le raisonnement aide à l'interprétation psychologique de ces gestes : il est, par exemple, logique de penser que les mouvements violents, dépourvus de grâce et de circonspection, sont le propre des êtres brutaux, tandis que les actes habilement faits, avec charme et retenue, sont l'apanage des âmes délicates.

Mais, le raisonnement seul ne suffit pas à étayer les jugements que nous portons journellement d'après les signes extérieurs, la vie avec les hommes est l'école où nous nous formons empiriquement à apprécier nos semblables d'après la physionomie, l'attitude, le mouvement, etc..... De même, au point de vue de l'interprétation du mouvement respiratoire. Pour le psychologue le mouvement respiratoire est un geste. L'analyse du mouvement est le fondement de toutes les interprétations ultérieures. Il faut regarder les mouvements radioscopiques du thorax, comme le maître épie les actes d'un nouvel élève. L'observation est la base même de la phrénoscopie. Le geste du diaphragme est brutal ou délicat, habile ou maladroit, posé ou impulsif, il est nuancé de mille façons.

A force de voir respirer le diaphragme d'individus connus préalablement à l'examen radiologique, l'intelligence se forme à interpréter le caractère, comme elle s'est formée, dans la vie journalière, à interpréter les attitudes habituelles. Une partie de l'interprétation psychologique du mouvement phrénique est logique, comme nous le verrons tout à l'heure, mais l'autre partie est empirique, uniquement étayée sur des constatations maintes fois répétées et vérifiées.

L'observation ne doit pas se borner au seul examen du diaphragme ; l'aspect général du thorax, le jeu des côtes et, surtout, les battements du cœur et de l'aorte constituent des éléments d'information. Nous avons déjà montré comment le cœur et l'aorte expriment les émotions et participent à la manifestation des sentiments.

Mais rien, mieux que quelques exemples, ne peut montrer le mécanisme de l'interprétation phrénoscopique. Commençons par les choses les plus faciles.

Quelques personnes ne se placent derrière l'écran radioscopique qu'avec une appréhension et une émotion évidentes. D'autres paraissent rassurées et indifférentes. Est-ce chez celles-ci une attitude voulue, une pose, ou l'expression d'une véritable impassibilité ? Au premier coup d'œil le problème se résout ; les poseurs ne peuvent pas retenir les battements de leur cœur qui sont précipités, tumultueux, accompagnés d'expansion systolique de l'ombre aortique ; le contraste entre l'attitude extérieure et l'aspect intérieur démasque le mensonge, l'aspect extérieur est voulu, il est faux, nous le savons de connaissance certaine.

A l'hôpital Laënnec, les examens radiologiques ont lieu devant les malades qui attendent leur tour et les médecins qui assistent. Il y a quelques mois, une série de femmes subissait la radioscopie ; l'une des patientes faisait des difficultés pour passer derrière l'écran. Ses cris : « J'ai peur ! » — « O mon Dieu que va-t-il m'arriver ? Je ne veux pas ! Je ne veux pas ! J'ai peur ! » Ses résistances aux sollicitations impressionnaient vivement les autres, et rendaient la récalcitrante fort intéressante. Sur l'écran les battements du cœur étaient calmes et réguliers, et j'ai pu faire taire la malade en lui disant sans métaphore : « Dans votre cœur, Madame, je vois que vous mentez, et que vous cherchez à vous rendre intéressante, soyez convenable et taisez-vous ! »

Quel est le degré d'impassibilité des gens qui ne paraissent point émus, malgré l'effet de l'obscurité, des appareils, de l'acte médical d'investigation radiologique? La réponse ne dépend que de l'habileté du radiologiste. Il est toujours facile de surprendre le sujet, de lui faire craindre une décharge électrique, une révélation sensationnelle sur ses mœurs, voire même de faire cette révélation grâce aux données de la phrénoscopie. Si l'appareil circulatoire ne réagit pas, l'impassibilité est une caractéristique de l'individu à joindre à toutes celles que la phrénoscopie va dévoiler.

Voici maintenant d'autres renseignements. Les interprétations phrénoscopiques qui fournissent ces renseignements sont moins évidentes que pour l'étude de l'émotivité ; elles sont surtout d'origine empirique. Tant de contrôles justifient ces interprétations que je puis vous les présenter comme des acquisitions incontestables.

Le sujet est derrière l'écran ; on lui répète plusieurs fois de suite et d'une façon impérative : « Respirez fort », en faisant comprendre par le ton et le geste qu'il faut, à partir de maintenant et pour toute la durée de l'examen, respirer très profondément.

A peine l'ordre donné, le diaphragme commence-t-il précipitamment une série de respirations profondes, le caractère est docile, l'individu empressé. Si les respirations conservent longtemps la même intensité, c'est un signe de fidélité et de persévérance ; inversement, si le rythme se ralentit après deux ou trois mouvements, l'être est volage et promet plus qu'il ne donne.

La brusquerie du départ respiratoire du diaphragme est signe d'irréflexion, l'action précède la pensée. Les personnes circonspectes n'ont jamais un début inspiratoire brusque. Entre l'ordre : « Respirez fort » et l'accomplissement s'écoule un instant pendant lequel le mouvement du diaphragme reste hésitant, à peine ébauché ; on a l'impression que la portée de l'acte est méticuleusement pesée, que les précautions sont prises pour

ne pas se livrer. Une fois mise en train, l'inspiration sera peut
être très profonde, témoignant ainsi du bon vouloir, du consentement à l'accomplissement de l'ordre. Quoi qu'il en soit,
c'est un consentement après réflexion, c'est une acquiescence
réfléchie et voulue. Une telle constatation laisse supposer que
les attitudes extérieures ne sont pas spontanées ; elle incite à
dépister la pose et la simulation. Après la période hésitante et
lente du début, l'inspiration continue à s'effectuer lentement et
s'arrête avant son complet développement chez les personnes
à la fois circonspectes, méfiantes et avares.

L'inspiration comprend un début, une période d'état et une
terminaison. Un acte quelconque débute comme l'acte respiratoire, il se développe comme se développe l'acte respiratoire,
il finit comme finit l'inspiration. Le début et la fin de l'inspiration sont-ils brefs par rapport à la période intermédiaire, les
actes sont accomplis après réflexion et décision rapide, le gros
de l'œuvre absorbe toute l'activité, point de temps perdu avant,
point d'entêtement après.

Il y a des débuts inspiratoires brusques, le départ du diaphragme ressemble à un déclic, puis, presque aussitôt, le déplacement phrénique se ralentit. Un tel aspect donne à penser
que les actes précèdent la réflexion, mais qu'à peine engagé
l'individu se ressaisit et agit avec circonspection.

A la fin de l'inspiration, une contraction diaphragmatique
soutenue exprime la ténacité ; les amours et les haines sont
durables et demandent des satisfactions acharnées, tel n'est pas
le mode respiratoire des esprits superficiels et volages.

Un jour, un médecin éminent et placé à la tête d'une œuvre
internationale très importante me pria de faire l'examen de son
diaphragme. L'inspiration débutait assez vite, mais sans précipitation, puis le diaphragme s'abaissait d'un mouvement régulier
et ample, comme si l'inspiration devait être plus profonde que
chez la moyenne des hommes. Soudain, alors que tout laissait
prévoir une continuation du mouvement de descente, l'expiration
succédait à l'inspiration. « Vous êtes remarquablement actif,
dis-je à mon illustre sujet ; vos décisions sont pesées, quoique
rapidement prises ; la période de réalisation ne se fait pas at-
tendre. Vous allez droit au but, mais vous ne persévérez pas ;
vous cessez de vous intéresser à vos projets dès qu'ils se réa-
lisent ; les idées chez vous se succèdent très rapidement, mais,
à peine avez-vous approfondi les premières, que d'autres sur-

viennent et s'imposent à votre attention. » Longtemps avant, dix ans peut être, la même interprétation avait été tirée d'un autre acte caractéristique. Un gnomoniste italien, professeur dans une Université, proposait à chacun de ses auditeurs de dire le caractère d'après la rédaction d'un devoir quelconque. Mon sujet fit une rédaction : « Vous êtes, proclama le professeur, un volcan qui vomit des pierres, mais ne les façonne jamais. »

La diffusion du mouvement inspiratoire sur les dernières côtes, indique la diffusion de l'activité ou des sentiments. Par exemple, un étudiant dont les dernières côtes entrent en jeu à la fin des expirations profondes est un esprit incapable de rester cantonné dans le cercle normal de ses études. Quand il fait effort pour augmenter la somme de travail, son activité l'entraîne hors du but immédiatement visé. Chez lui l'abondance des idées ne va pas sans la diversité.

L'expiration image du repos est, avant tout, le reflet du sommeil. Le début expiratoire correspond au moment qui suit immédiatement le coucher ; les particularités du réveil se déduisent de la fin de l'expiration. Le premier quart de la durée expiratoire, c'est le premier quart de la nuit ; la moitié, c'est la moitié de la nuit et ainsi de suite.

L'expiration commence dès la fin de l'inspiration et, tout de suite, s'effectue suivant un rythme régulier chez les personnes qui s'endorment dès le coucher. Une expiration sans à-coup et parfaitement uniforme est le propre des gens qui ont un bon sommeil.

Les hésitations, les reprises-inspiratoires au commencement de l'expiration, apprennent que le sommeil est retardé par des pensées obsédantes, des combinaisons, des projets ; elles expriment le regret d'abandonner un travail achevé, le désir de perfectionner une œuvre déjà mise au point.

Les ébauches de reprises inspiratoires témoignent d'agitation physique en même temps que de grandes obsessions morales. Ces reprises observées au tiers, au milieu de l'expiration révèlent des rêves avec réveil ou somnambulisme. Quel étonnement quand j'ai pu dire : « Monsieur vous vous éveillez deux et trois fois par nuit, vous êtes alors obsédé d'idées bizarres ; vous vous levez quelquefois pour faire des choses folles et ridicules dont vous avez honte le lendemain. » Les reprises inspiratoires sont souvent le signe de l'accomplissement des devoirs conjugaux.

La fin de l'expiration est saccadée quand on s'éveille long-temps avant l'heure du lever.

La phrénoscopie apprend facilement comment se fait le lever et la mise au travail. Le passage de l'expiration à l'inspiration est à ce point de vue très suggestif. Les fins d'expiration préci-pitées, immédiatement suivies de la reprise inspiratoire sont l'apanage de ceux qui s'éveillent vite, se lèvent en un clin d'œil et se mettent au travail sans avoir prolongé la toilette à l'excès. Qui respire de la sorte n'est pas un paresseux. Les fainéants traînent la fin de l'inspiration en longueur et mettent un inter-valle entre l'acte passif et l'acte actif de la ventilation pulmo-naire. En voyant la fin du mouvement expiratoire s'éterniser, on sent qu'il en coûte de sortir du lit. Entre le lever des membres et le saut du lit le trait d'union de la mollesse oblige à savourer la douceur de ne rien faire et de rester encore quelques instants à demi-couché.

Mais tout cela n'ouvre des aperçus que sur les formes de l'ac-tivité. Ce peut être très intéressant pour connaître la méthode de travail, mais nous ne pénétrons pas dans toutes les facultés mo-rales de l'être. L'horizon est-il donc limité? Certes non! D'abord, il y a des particularités du mouvement phrénique capables de dévoiler autre chose que les formes de l'activité.

Les ébauches expiratoires, pendant l'inspiration, et les expi-rations hachées sont la signature de l'anxiété.

Quand le mouvement costal se produit surtout un peu au-dessus des dernières côtes, c'est souvent un signe de passion charnelle à la satisfaction de laquelle un seul être ne suffit pas. Chez un homme marié, de volonté chancelante, c'est quelquefois le témoignage de l'infidélité.

Les calculateurs, les esprits déductifs respirent sans que la forme du diaphragme se modifie pendant l'inspiration. La cou-pole phrénique s'abaisse régulièrement; la simplicité du mouve-ment ressemble à la simplicité d'un syllogisme. Quelle différence avec la variété des déformations observées chez les artistes. Ceux-là sont des intuitifs, faits pour sentir les mille et mille choses qui, souvent, ne s'enregistrent et ne se classent que dans le subconscient. Quand le diaphragme s'abaisse, les côtes s'é-cartent un peu, la périphérie du diaphragme se déforme, des sillons se creusent et s'effacent, l'aspect de la voûte phrénique est bien autre à l'inspiration et à l'expiration. Il semble que le diaphragme soit mu par une multitude de petits êtres ayant chacun une activité propre. L'artiste est universelle perception, universelle expression. Qui voit à la radioscopie le diaphragme d'un artiste saisit le secret de l'art et mesure la sensibilité et la réactivité de l'artiste.

L'analyse phrénoscopique d'une forme de l'activité conduit à celle de tous les sentiments, de toutes les passions ; il suffit de transposer dans l'ordre des manifestations à étudier tout ce qui au point de vue de la méthode individuelle se déduit du mouvement phrénique.

Un dernier exemple, Messieurs, avant de dégager les lois qui découlent de ces différents faits. Au laboratoire de l'hôpital, je contemplais depuis plusieurs minutes, le diaphragme d'un individu examiné aux rayons X pour une affection gastro-intestinale. Rien ne permettait au patient de supposer qu'une exploration radiologique conduisait à l'étude du caractère ; le malade semblait, d'ailleurs, indifférent à l'acte médical. Les inspirations succédaient aux expirations avec une parfaite régularité ; tout aurait laissé croire à un tempérament banal si la contemplation phrénoscopique n'avait duré qu'un instant. La particularité du sujet ne se dévoilait qu'à de rares intervalles. Inopinément la fréquence, l'amplitude, la forme du mouvement phrénique se transformaient : l'inspiration devenait brutale et profonde, la contraction diaphragmatique ne cessait qu'après une tétanisation prolongée, l'expiration s'effectuait rapidement, puis l'inspiration reprenait en toute hâte. Cette forme de respiration inopinée et exceptionnelle chez le sujet en observation durait quelques secondes, puis tout rentrait dans l'ordre pendant un temps variable, mais généralement assez long.

Puissante et rapide contraction diaphragmatique, voilà bien l'expression d'une action d'envergure commandée par une décision inexorable. Expiration rapide, reprise inspiratoire instantanée, voilà bien l'expression d'une activité poussée au paroxysme. Tétanisation prolongée du diaphragme à la fin de l'inspiration, voilà enfin l'expression d'une volonté formelle d'agir jusqu'au bout.

Evidemment, il devait y avoir dans la vie de cet homme des périodes d'actions enfiévrées profondément différentes du cours habituel et normal de la vie. De temps en temps, l'individu s'élevait jusqu'à l'accomplissement des faits anormaux que seules les grandes passions et les grandes idées peuvent imposer. Les *grandes passions* mènent au *crime* ou à l'*héroïsme !* De temps

en temps, cet homme devait vivre dans un état d'excitation tel,
qu'il ne sentait plus les retenues des convenances, des habitudes,
de la sagesse. Il respirait dans une atmosphère où les choses
ne se mesurent plus qu'à l'étalon de la volonté : sa volonté était
forte, obsédante, irréfléchie comme la passion.

Était-ce un héros, était-ce un criminel ?...

La guerre a révélé des héroïsmes qui, sans elle, n'auraient
point été connus. L'observation radiologique d'un assez grand
nombre de titulaires de hauts faits m'a permis de retrouver chez
eux, les caractéristiques dont je viens de parler. Je me souviens
qu'on m'avait présenté un soldat d'une vingtaine d'années, en
me disant que jamais la phrénoscopie ne parviendrait à décou-
vrir son tempérament. Chez ce soldat, le type répondait au type
criminalité et héroïsme. Les changements imprévus de respiration étaient particulièrement fréquents et parfois différents les
uns des autres. « J'ai l'impression dis-je, aux personnes qui
m'interrogeaient, d'être en présence d'un individu excep-
tionnel chez qui je trouve des signes d'héroïsme ou de criminalité. C'est un être dangereux, très à craindre, impulsif et capable, sous l'influence de ses impulsions, de se livrer aux actes
anormaux les plus divers. Les nombreuses citations de ce soldat,
les croix épinglées sur son uniforme prouvaient de glorieuses
qualités et justifiaient le titre de héros. Mais, on avait pardonné
ou peu sévèrement puni, grâce à ses hauts faits, des actes d'in-
discipline paticulièrement graves et allant jusqu'à la désertion.
Dans la vie civile, le jeune homme avait dilapidé son patri-
moine, et s'était livré à des faits et à des débauches justiciables
de sévères punitions.

Voilà, Messieurs, comment le mouvement du diaphragme est
la fidèle image de l'activité physique et morale de l'individu.
Tout se reflète dans l'acte de la respiration comme dans un mi-
roir. Le geste phrénique est commandé par une volonté sub-
consciente puisant ses directives dans les tréfonds de l'individu,
là où les raisonnements conscients n'agissent plus sur les décisions et où se trouve la plénitude occulte de l'être.

Il a suffi d'un coup d'œil et de quelques mots pour connaître
l'émotivité, la sincérité des attitudes, la méthode de travail,
la docilité, la fidélité, l'étourderie ou la réflexion, la circonspection, la méfiance, l'avarice, etc..., pour disséquer le tempérament jusqu'aux extrêmes limites de notre curiosité. Le moment est venu de poser quelques-unes des lois de la phrénoscopie.

Ne trouvez-vous pas qu'une idée se dégage des quelques faits précédents ? Ne vous semble-t-il pas que l'inspiration est l'image de l'activité, que la mise en train, la durée, l'intensité, la poursuite des actions volontaires sont calquées sur les caractères de la durée, de l'intensité, de la régularité des inspirations ? N'y aurait-il pas une analogie absolue entre la forme de l'acte inspiratoire vu aux rayons X et la forme de tous les actes volontaires ou automatiques ? La contraction musculaire du diaphragme, l'inspiration, réfléterait-elle la manière dont l'homme prend ses décisions et accomplit toutes les contractions musculaires volontaires ? L'expiration, qui n'est qu'un acte passif, reproduirait-elle le tableau des facultés de l'individu achevant un exercice ?

Peu importe que la forme de l'activité soit physique ou morale, le contrôle des déductions phrénoscopiques confirme cette façon de penser que la contraction diaphragmatique vue aux rayons X est l'image de l'activité comme l'expiration est l'image du repos. Cette similitude expérimentalement vérifiée de l'activité diaphragmatique et de toutes les autres formes de l'activité constitue la base des déductions phrénoscopiques. Des lois, auxquelles convient le terme général de *lois de similitude*, découlent de ces considérations, les voici :

1re Loi (loi de similitude des manifestations physiques et mentales du caractère).

Est transposable dans l'ordre des manifestations de l'activité intellectuelle, tout ce qui, au point de vue de l'activité physique, se déduit de l'examen du mouvement phrénique.

Les quatres lois suivantes : loi de l'activité, loi du repos, lois des états intermédiaires, constituent les lois de décomposition de la révolution respiratoire.

2e Loi (Loi de l'activité). *Le mouvement radioscopique de la contraction du diaphragme et toutes les manifestations spontanées de l'activité sont semblables.*

3e Loi (Loi du repos). *Le mouvement radioscopique du diaphragme à l'expiration et l'état de repos de l'une quelconque des manifestations de l'activité volontaire d'un homme sont semblables.*

(La 4e et 5e lois sont des lois des états intermédiaires).

4e Loi. *L'aspect radioscopique du diaphragme entre l'inspiration et l'expiration, est l'image du passage de l'activité au repos.*

5e Loi. *L'aspect radioscopique du diaphragme entre l'expiration et l'inspiration est l'image du passage du repos à l'activité.*

IV

Point n'est besoin de nous appesantir davantage sur les lois de la phrénoscopie. Nous entrevoyons assez la fécondité de la méthode et la solidité des bases ; cette conférence ne peut pas avoir la portée d'un enseignement, c'est un exposé rapide, à peine une initiation.

Quelles applications pratiques peut-on fonder sur de telles assises? C'est la question que nous allons envisager à présent. Limitons d'abord la portée de la phrénoscopie.

L'importance pratique de la phrénoscopie dépend de la façon dont elle est faite. *Observateur* et *sujet* en présence apportent, l'un et l'autre, des facteurs individuels de succès ou de nullité.

Dépourvu de sensibilité morale et de psychologie, l'observateur est sans pénétration ; il ne peut analyser l'être jusqu'à fouiller dans les tréfonds de son âme, jusqu'à percevoir les sentiments de son cœur; il a des yeux pour ne pas voir, des oreilles pour ne pas entendre, un cœur pour ne pas sentir, une intelligence pour ne pas comprendre.

Avoir de la psychologie au sens vulgaire et non au sens philosophique du mot, savoir deviner les hommes, être entraîné à conclure d'une forme dévoilée de l'activité d'un individu aux formes dont la manifestation n'est pas encore faite, voilà, Messieurs, la « vocation » aux gnomonies et, par conséquent, le signe de l'aptitude à la phrénoscopie. La femme, plus intuitive et plus pénétrante en psychologie que l'homme, est, en général, douée pour la phrénoscopie. De tous mes élèves, c'est une jeune fille qui a le plus vite et le plus parfaitement compris et utilisé les ressources de la phrénoscopie.

Il faut, pour interpréter le sens psychologique de la physionomie phrénique se substituer en quelque sorte au sujet examiné, entrer dans son âme, comme on incarnerait son corps, sentir comme il sent, utiliser toutes les données des analyses faites sur soi-même et sur les autres. Il faut savoir, par l'attitude et la parole, créer des sentiments et modifier des états d'âme ; il faut de l'emprise pour faire passer le sujet alternativement par la crainte, l'angoisse, la joie, la tristesse, la quiétude, l'activité, l'attention, l'abandon à soi-même, etc... Toutes ces excitations sont comme des touches d'essai faites sur les facultés; le degré de réaction du sujet s'exprime fidèlement par des particularités du mouvement et des attitudes diaphragmatiques.

Sans finesse psychologique, sans entraînement, sans jugement, l'observateur ne peut tirer de la phrénoscopie que des conclusions simples ; encore risque-t-il de tomber dans l'erreur, faute de comprendre l'ensemble d'un caractère, de corriger une interprétation par des données qui sont, pour ainsi dire, le contexte dans le thème phrénoscopique.

Certains peuples sont plus prédisposés que d'autres à faire de la phrénoscopie, ainsi les Orientaux semblent avoir une intuition psychologique plus grande que les Occidentaux.

L'exercice de la médecine est une bonne école de préparation à la phrénoscopie. En clinique, la recherche des signes des maladies ressemble à la recherche des signes phrénoscopiques. Le médecin est obligé d'être psychologue. Nombre de maladies corporelles sont l'expression somatique d'un état d'âme particulier : l'influence du moral sur l'évolution de la tuberculose, sur le fonctionnement de l'estomac et de l'intestin, est chose scientifiquement démontrée. La pratique de certaines spécialités suppose des connaissances philosophiques étendues, et l'habitude d'analyser l'âme humaine. Ainsi en est-il de la psychiatrie ou médecine mentale. Le bon médecin s'élève du symptôme à la cause, c'est-à-dire de la lésion corporelle à la lésion morale.

Le meilleur observateur, le plus fin psychologue se trouve quelquefois en présence d'individus impénétrables par la phrénoscopie. Il y a des diaphragmes immobiles et inexpressifs. Nous avons parlé de sujets dont la respiration est purement costale ; il faudrait avec de tels individus interpréter le caractère d'après la locomotion respiratoire des côtes ; ce n'est plus de la phrénoscopie et je n'ai point qualité pour vous parler de cette gnomonie. Cette respiration costale pure, qui fait mon désespoir, est rare chez l'homme, mais fréquente chez la femme. La femme est-elle donc étonnamment favorisée par la nature pour donner sans cesse le change sur son caractère et cacher sa véritable personnalité?

Vous savez combien les affections de la poitrine sont fréquentes ; beaucoup d'entre elles déforment et immobilisent le diaphragme. C'est le fait des pleurésies, des affections du parenchyme pulmonaire aux bases du thorax. Certaines maladies de l'abdomen viennent, de même, poser une impossibilité à l'exploration du caractère aux rayons X ; elles déterminent des perturbations de la statique et de la cinématique phréniques. D'une manière générale, on doit abandonner toute tentative de phrénoscopie chez les individus dont la partie supérieure de l'abdomen ou la base du thorax est malade.

Les mauvais observateurs et les sujets impénétrables mis à part, la phrénoscopie est vraiment une méthode scientifique de connaissance du caractère. Elle est rapide et sûre. L'exposé que vous venez d'entendre justifie l'attention que vous lui prêtez. Elle pourrait prendre place dans le rouage de l'organisation sociale à cause des services individuels et sociaux qu'elle rendrait.

Un jour viendra où les psychiatres considéreront que l'investigation de leurs malades est incomplète sans l'examen radioscopique du diaphragme et, comme toute bonne médecine est impossible sans l'étude psychologique de l'individu, tout médecin consultera la phrénoscopie de ses malades. Les racines profondes des maladies se trouvent dans la psychologie du patient. Négliger de soigner le moral d'un malade, c'est à moins qu'il ne s'agisse d'accidents ou de certaines affections parasitaires, courir au devant d'un échec thérapeutique certain.

Faudrait-il s'étonner que la phrénoscopie pénétrât jusqu'au prétoire? Les belles découvertes modernes de la médecine légale introduisent l'investigation scientifique à la cour d'assises, La phrénoscopie ferait reconnaître les vrais et les faux témoins, elle en apprendrait, en tous cas, bien long sur la mentalité de l'accusé.

Au point de vue du travail, la part à tirer de la phrénoscopie est telle que le rendement de l'individu se décuple. Un tel perd son temps, parce qu'il hésite trop à prendre une décision, ses hésitations sont d'ailleurs inutiles, puisqu'il finit toujours par céder à son premier mouvement. Un tel se fatigue inutilement parce qu'il met à ses actions un acharnement inutile. Celui-ci ferait beaucoup mieux de ne pas tant s'attacher aux détails et de se laisser aller aux vues d'ensemble. Celui-là se perd sans cesse, parce qu'il poursuit à la fois des buts trop nombreux.

Pour les mieux diriger l'éducateur tire parti de tout ce qu'il apprend sur ses élèves. La phrénoscopie est un guide pour lui. Il y a des enfants qui, entre certaines mains, apprennent bien, se conduisent docilement, tandis qu'ils se révoltent, s'obstinent, souffrent et font souffrir entre d'autres mains. Pour n'avoir pas compris un enfant, certains professeurs ont gâché le temps, l'activité, les ressources de toutes sortes. Ils ont employé des moyens de coercition, inefficaces et pénibles ; toutes les scènes qui se sont déroulées sont préjudiciables à la santé et à l'éducation du petit être qu'il faut fortifier et former à la vie.

Beaucoup de parents n'auraient pas commis la faute de choisir pour leur fils une carrière impropre aux aptitudes, s'ils avaient pu connaître les ressources et les dispositions cachées de leur enfant. Qui pourra jamais faire un artiste avec un déductif pur, un calculateur avec un intuitif, sensible, émotif, doué de la faculté de tout percevoir, mais privé de la discipline nécessaire à l'esprit du scientifique. Les fautes d'orientation de la vie portent avec elles des sanctions redoutables ; elles privent l'individu de se manifester dans toute sa beauté ; elles découragent les meilleures intentions de travail par une besogne qui ne plaît pas.

Et pour l'individu qu'elle ressource de se connaître !....

Connaître son propre caractère, c'est le moyen de perfectionner sa vie. Bien entendu, nul ne peut changer son caractère ; parler d'un changement de caractère est aussi ridicule que de parler d'un changement de forme corporelle : on habille le caractère, on ne le refait pas. Il n'y a pas de femmes, et il y a bien peu d'hommes, qui ne se sont pas regardés dans la glace et n'ont pas reproché au tailleur, au peintre, au photographe d'avoir mal rendu l'idéal auquel ils prétendent ; chacun s'efforce de masquer ses défauts, de sauver au moins les apparences. Cacher toute sa vie la laideur de son caractère, réprimer les manifestations blâmables, exercer sur soi-même un contrôle efficace, orienter ses tendances dans une voie louable, c'est une sorte de sainteté à la base de laquelle il y a la connaissance de soi-même. Nous avons part active à l'œuvre de notre éducation. Nous pouvons fuir les pièges dans lesquels nous avons été pris déjà. La doctrine de l'immuabilité du caractère ne conduit pas au fatalisme. La phrénoscopie dévoile le naturel ; grâce à elle, les passions, les affectivités, les dégoûts, les possibilités et les impossibilités s'étalent comme un thème ; à l'intelligence, de voir clair et de disposer tout cela sur le grand échiquier de la vie. Le même caractère excessif s'adapte au crime ou à l'héroïsme, la même passion à la débauche ou à l'amour sacré, le même sectarisme à la persécution et au martyr. Se bien connaître, c'est le moyen d'éviter contre soi-même une lutte épuisante et sans succès. Le caractère excessif fait pour les grandes actions, ne s'abaisse pas à la médiocrité d'une vie bourgeoise. Les amours passionnés des débauchés ou des saints ne se calment pas sur un ordre de la raison. L'esprit de lutte ne se transforme pas en esprit de paix et de conciliation. « On ne vainc la nature qu'en obéissant à ses lois. » C'est en obéissant aux lois du caractère que l'individu a de l'emprise sur lui même. Les lois du caractère sont pour l'individu comme les forces avec lesquelles joue l'ingénieur, comme les corps que le chimiste choisit et fait entrer en réaction.

L'étude scientifique du caractère est un bienfait pour les collectivités. Grâce à elle, chaque collaborateur est intimement connu, condition nécessaire pour lui assigner sa place et utiliser au mieux ses aptitudes. Le rendement du peuple français augmenterait dans des proportions considérables, si l'on évitait l'erreur d'obliger les gens à des besognes qui ne leur conviennent pas, si l'on savait utiliser les innombrables ressources de cette race admirable, créatrice des plus beaux génies.

*
* *

Et maintenant que nous avons envisagé la phrénoscopie dans ses bases, ses lois, ses signes et sa portée, laissons se dégager les quelques idées dont nous sentons la poussée.

Le reflet du caractère sur la respiration de l'individu établit une fois de plus cette vérité banale des rapports du physique et du moral. « Le corps est l'envers de l'âme », disait avec raison un théologien du Moyen-Age. L'individu est un !

Pour connaître l'individu, un seul acte suffit, si l'acte choisi est expressif et spontané. La physionomie interne de l'homme, plus que l'expression du visage, trahit sans cesse l'agitation du démon qui nous mène.

Que trouvaient dans les entrailles les augures de l'ancienne Rome ? Je ne sais. Mais la phrénoscopie, qui repose sur la contemplation des organes internes du vivant, trahit les secrets cachés et analyse les rouages de toutes les manifestations vitales ; elle dévoile le caractère. Savoir, c'est prévoir ! Connaître le caractère, c'est comprendre le passé et prévoir l'avenir de l'individu...

Et l'évocation étymologique faite par le mot « phrénoscopie » n'est-elle pas étonnante ? Rappelez-vous, Messieurs, les diverses acceptions du mot φρήν. Ἡ φρήν des Grecs, c'est d'abord le diaphragme, mais, dès l'époque des grandes épopées, Homère entend souvent par φρήν esprit, cœur, sentiment. Le sens est double, il est anatomique, il est psychologique. La phrénoscopie, à proprement parler la contemplation du diaphragme, a pour effet la connaissance de l'esprit, du cœur, du sentiment. Nous voilà revenus sur le centre du corps, à l'endroit où la sagesse antique localisait la pensée, et d'un regard nous fouillons, à travers le diaphragme, jusque dans les tréfonds de l'âme. Le même mot exprime la cause et le but : la phrénoscopie, c'est l'étude du diaphragme, c'est l'étude de l'esprit. Ah ! voyez-vous, les vieilles pensées ne meurent que pour renaître, rajeunies par le progrès scientifique ; leur vie est éternelle et leur développement incessant est la signature de l'effort humain en quête de la vérité.